BEI GRIN MACHT SICH IHR WISSEN BEZAHLT

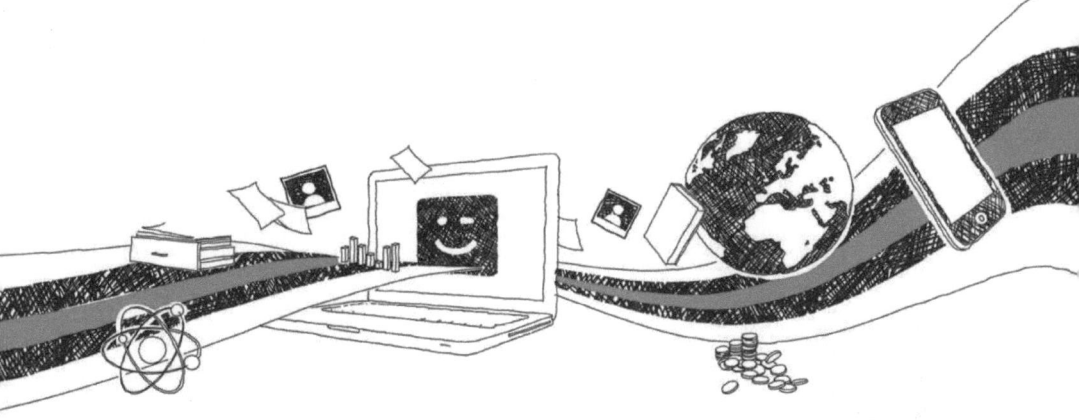

- Wir veröffentlichen Ihre Hausarbeit, Bachelor- und Masterarbeit

- Ihr eigenes eBook und Buch - weltweit in allen wichtigen Shops

- Verdienen Sie an jedem Verkauf

Jetzt bei www.GRIN.com hochladen und kostenlos publizieren

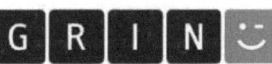

Veronika Pril

Die Unmöglichkeit, man selbst zu sein. Therapeutisierung und Psychologisierung des modernen Lebens

GRIN Verlag

Bibliografische Information der Deutschen Nationalbibliothek:

Die Deutsche Bibliothek verzeichnet diese Publikation in der Deutschen National-bibliografie; detaillierte bibliografische Daten sind im Internet über http://dnb.d-nb.de/ abrufbar.

Impressum:

Copyright © 2014 GRIN Verlag GmbH
Druck und Bindung: Books on Demand GmbH, Norderstedt Germany
ISBN: 978-3-656-97195-5

Dieses Buch bei GRIN:

http://www.grin.com/de/e-book/300795/die-unmoeglichkeit-man-selbst-zu-sein-therapeutisierung-und-psychologisierung

GRIN - Your knowledge has value

Der GRIN Verlag publiziert seit 1998 wissenschaftliche Arbeiten von Studenten, Hochschullehrern und anderen Akademikern als eBook und gedrucktes Buch. Die Verlagswebsite www.grin.com ist die ideale Plattform zur Veröffentlichung von Hausarbeiten, Abschlussarbeiten, wissenschaftlichen Aufsätzen, Dissertationen und Fachbüchern.

Besuchen Sie uns im Internet:

http://www.grin.com/

http://www.facebook.com/grincom

http://www.twitter.com/grin_com

Die Unmöglichkeit, man selbst zu sein

man selbst zu sein

Therapeutisierung und Psychologisierung des modernen Lebens

30.04.2014

Westfälische Wilhelms-Universität Münster

Institut für Ethnologie/Seminar für Volkskunde

Bachelorstudiengang Kultur- und Sozialanthropologie

Modulabschlussarbeit „Transkulturelle Psychiatrie"

WS 2013/14

Autorin: Veronika Pril

Inhalt

1 Einleitung

Der verheerende Anstieg an psychisch kranken und ratsuchenden Menschen, sowie die Vervielfältigung geistiger Erkrankungen um die Jahrtausendwende, sind nicht mehr zu übersehen. Während 1986 noch 2.588 Nervenärzte beschäftigt waren, sind es 2002 bereits 4.811 Nervenärzte, 5597 Psychiater und 14193 psychologische Psychotherapeuten (Jurk 2008: 97). Die Ratgeberanzahl hat sich von den späten 80ern bis 1998 verdoppelt (Maasen 2011: 8). Die Anzahl der verschiedenen Krankheitskategorien stieg von 180 im DSM-II über 292 im DSM-III auf heute 395 im DSM-IV (Jurk 2008: 116). Fast jedes seelische Leid ist mit der Gleichsetzung zum körperlichen Leiden kassenabrechnungsfähig geworden (Jurk 2008: 116).

Alte Probleme werden zu Krankheiten hochstilisiert und bekommen immer mehr Behandlungsmöglichkeiten durch Medikamente oder Therapien geboten. Die Anzahl therapeutischer Schulen, Verfahren, Personal und Klienten nimmt stetig zu, während sich gleichzeitig therapeutische Praktiken in immer neuen Settings und Handlungsfeldern institutionalisieren, wie z.B. in Schulen, Kirchen und Gefängnissen. Unterschiedliche therapeutische Strömungen konkurrieren miteinander und beleben somit den Diskurs um immer weitere neue Ansätze und Praktiken, wie die Psychoanalyse, die Verhaltenstherapie oder körperorientierte, esoterische Praktiken zur Selbstentfaltung. Die „neuen" Krankheiten werden zum Gegenstand von Therapien gemacht, denn ihre Vielfalt verlangt ein diversifiziertes Angebot (Maasen 2011: 12, 13). Besonders auffällig ist die weite Verbreitung der Depression. Die Zahl der verschriebenen Antidepressiva hat sich von 1993- 2001 bereits verdoppelt (Jurk 2008: 200). In England stieg der Anteil der Antidepressiva an verschriebenen Arzneimitteln von 1 % 1991 auf 32% im Jahre 1995. In Frankreich versiebenfachte sich dieser zwischen 1981 und 2001 und in Deutschland stieg er von 2001 bis 2005 um 25 % (Jurk 2008: 96).

Wie hat sich die Depression zu der Modekrankheit entwickelt, die sie heute ist? Und wodurch wurde der Boom der Therapien und Beratungen begünstigt? Mit diesen Fragen werde ich mich im ersten Teil dieser Hausarbeit beschäftigen. Der zweite Teil thematisiert den Wandel von Heilung zu Selbstverbesserung. Anschließend werde ich im dritten Teil der Frage nachgehen, ob wir tatsächlich so krank sind, wie es die Statistiken bezeugen.

2   Unfähig zu leben

Die Depression ist zu einer allgegenwärtigen Erscheinung geworden. Der Begriff taucht nicht nur vermehrt in der Medizin auf, sondern hat sich ebenfalls im alltäglichen Sprachgebrauch etabliert. So sind uns Redewendungen wie „Das macht mich total depressiv" oder „Ich glaube, ich werde noch depressiv" schon lange nicht mehr fremd. Die Präsenz der Krankheit ist enorm; ihre gesellschaftliche Akzeptanz wächst, während die Ablehnung negativer Gefühle und Empfindungen stetig zunimmt. Lieber sind wir krank, lieber entziehen wir uns der Verantwortung für unser Handeln und Fühlen, lieber lassen wir uns beraten, therapieren oder gar Tabletten verschreiben (Ehrenberg 2008: 17).

Der Ausdruck Modekrankheit fällt häufig im Zusammenhang mit der Depression. In Anbetracht ihrer Präsenz ist es nicht abwegig, sie als solche zu bezeichnen.

Jedoch ist die Depression nicht die erste Modekrankheit. Vor ihr nahmen die Hysterie und die Neurasthenie Ende des 19. Jahrhunderts eine ähnliche Position ein, als weit verbreitete und doch kaum fassbare Krankheiten (Ehrenberg 2008: 14).

2.1   Depression früher und heute

„Der Begriff Depression steht heute für die verschiedensten Facetten psychischen Leidens"
(Ehrenberg 2008: 13).

Obwohl jeder den Begriff kennt und scheinbar auch sein Bedeutung, fällt es schwer eine Definition herauszuarbeiten. Wie entscheidet man, ob ein Patient depressiv ist? Wo hören Emotionalität, Stimmungsschwankung, Trauma auf und wo beginnt die krankhafte Depression?

Zum einen liegt die Schwierigkeit die Depression als Krankheit in eindeutige Grenzen zu fassen und messbar zu machen an der breit gefächerten, vage beschriebenen Symptomatik. Zum anderen tritt die Depression oftmals nicht alleine auf, sondern in Kombination mit anderen psychischen Störungen (Ehrenberg 2008: 14). Angesichts der Stofflichkeit der Seele löst der Begriff den der Melancholie in der Psychiatrie Anfang des 20. Jahrhunderts ab (Jurk 2008: 12, 13). Bis die 1940er taucht die Depression lediglich als Symptom auf, das viele Geisteskrankheiten begleitet, wie z. B. den Wahn (Ehrenberg 2008: 13).

Nach Ende des zweiten Weltkrieges öffnet sich der Psychiatrie mit der Entdeckung der Psychopharmaka die Tür in die Allgemeinmedizin. Ihre theoretische Ausrichtung ändert sich hin zur biochemischen These. Die Verbreitung der Psychopharmaka, besonders vorangetrieben durch das erste Trendantidepressivum Prozac im Jahr 1987, macht die

Depression behandelbar und lässt ihr Symptomspektrum noch weiter anwachsen. Alles, was mittels Antidepressiva heilbar zu sein scheint, gilt von nun an als Depression. Ab 1990 wird sie als gut behandelbare Massenerkrankung verstanden; Gesundheitsbürokraten, Pharmaforscher, Trendforscher und Anlageberater verbreiten die These, Gesundheit sei ein kaufbares Produkt, eine gesunde Psyche müsse jeder haben oder erwerben und versuchen dahingehend ein Marktbedürfnis zu befriedigen. Symptome wie Angst, Zwang, körperliche Beschwerden, Grübeln, Zweifeln etc. werden ebenfalls der Krankheit Depression zugeordnet, da auch diese Unpässlichkeiten mit Hilfe von Medikamenten behandelbar geworden sind und der Anspruch besteht, sie behandeln zu müssen. Der Begriff wird immer weiter „verwässert", Depression gilt heutzutage als Synonym für jegliche Verstimmtheit. Sind wir demnach nicht alle depressiv? Tatsächlich zeigen Studien, dass jeder Mensch im Laufe seines Lebens mindestens eine depressive Phase durchlebt (Jurk 2008: 12-14). Doch was hat eine derartige Flut an Depressiven bewirkt? Was veranlasst den modernen Menschen immer mehr zu Therapien, Beratungen und Tabletten zu greifen?

2.2   Die Entwicklung der Depression zur Modekrankheit

Das moderne Individuum wird durch vielerlei Gegebenheiten verunsichert. Die 1960er erschüttern die gewohnten Strukturen des menschlichen Lebens, die Gesellschaft befindet sich im Umbruch. Politik, Wirtschaft, Wissenschaft und Kultur unterliegen strukturellen Veränderungen mit revolutionärer Qualität. Neue Produktions- und Wirtschaftsregime entstehen (digitaler Finanzmarkt Kapitalismus), im Arbeitsmarkt vollzieht sich ein Strukturwandel, neue wissenschaftlich- technische Entwicklungen werden gemacht, die Revolution der Massenmedien geht vonstatten, soziokulturelle Veränderungen (Wandel von Pflicht- zu Selbstentfaltungswerten), die Emanzipation der Frau und antiautoritäre Bewegungen (Entkirchlichung) begünstigen den Wandel der Sozialstruktur (Maasen 2011: 24)

Wesentlich für die Verunsicherung des Menschen ist die Veränderung der Norm. Wo gestern strenge, disziplinäre Rollenzuweisungen, Verhaltenssteuerung herrschten und jeder seine Rolle in der Gesellschaft erfüllen sollte, besteht heute die Aufforderung zu persönlicher Initiative und Selbstverwirklichung (Ehrenberg 2008: 15). Die Emanzipation hat die kollektive Psyche des Menschen erschüttert, die demokratische Moderne lässt sie ohne Führer zurück. Jedes Individuum soll für sich selbst entscheiden können, muss seine eigenen Orientierungen konstruieren oder wählen. Moralische Gesetze, Traditionen, Vorschriften wer man zu sein hat und wie man sich zu verhalten hat, schwinden und schaffen reine, auf sich selbst zurückgeworfene Individuen in ständiger Bewegung, damit beschäftig, ihren Selbstverwirklichungsauftrag auszuführen. Die Anforderung an die Persönlichkeit steigert sich soweit, dass der Mensch Sinn und Identität aus sich selbst gewinnen muss und die Individuen immer mehr aus der Gemeinschaft herausgelöst als „Einzelkämpfer" agieren. Die Dichotomie erlaubt – verboten verliert in den 1960ern ihre Bedeutung, die Grenze zwischen Erlaubtem und Verbotenem weicht einer Spannung zwischen Möglichem und Unmöglichem. Die Relativierung des Verbotsbegriffs bringt eine Veränderung der Individualität mit sich: Statt der Schuld rückt nun die Verantwortung in den Vordergrund. Ehrenberg bezeichnet die Depression deshalb als „Krankheit der Verantwortlichkeit". Das Individuum wird nicht mehr am Gehorsam gemessen, sondern an seiner Initiative. Es wird nicht mehr durch eine äußere Ordnung bewegt, sondern bewegt sich selbst aus eigenem Antrieb, mit eigener geistiger Kraft, um den neuen Normen Projekt, Motivation und Kommunikation gerecht zu werden. Initiative zu zeigen liegt fortan in der Verantwortung jedes Einzelnen. Schafft ein Individuum es nicht die nötige Motivation, Kraft aufzubringen, um sich selbst zu verwirklichen und ist der ihm auferlegten Verantwortung nicht gewachsen, so weicht es ab von der Norm und kann erkranken bzw. als krank gelten (Ehrenberg 2008: 18, 19).

2.3   Die moderne Gesellschaft der wählbaren Alternativen

Idealerweise bestimmt nun die Person als souveränes Individuum die übliche Lebensweise. Die neu erworbene Freiheit muss genutzt werden, um sich seinen Weg im Leben auszuwählen (Ehrenberg 2008: 19). Doch welcher soll das sein?

Seit dem 18. Jahrhundert weist alles, was kommuniziert werden kann, unendlich viele Beobachtungsmöglichkeiten auf. Die Beobachtungskomplexität hat mit der funktional differenzierten Gesellschaft, der Individualisierung und Pluralisierung der Werte und Wissensbestände noch weiter zugenommen. Jede Entscheidung hat Unmengen an Alternativen vorzuweisen und könnte anders möglich sein. Der moderne Mensch steht verwirrt und verunsichert zwischen einer Vielzahl an Orientierungen (Maasen 2011: 22) Er hat unzählige Möglichkeiten sich zu vermarkten, kann viele Leben führen und viele Selbste verwirklichen (Willems 1994: 181). Die Orientierung an Autoritäten, Solidität, Sicherheit (z.B. durch einen lebenslangen Arbeitsplatz) und solidem Können verliert an Gültigkeit und macht Platz für den Beginn der „flüchtigen Moderne", der „Epoche der Auflösung, des Ausweichens, der leichten Fluchten und hoffnungslosen Jagden" (Jurk 2008: 93).

In einer Welt der eigenständig und eigenverantwortlich wählbaren Alternativen ist die Entstehung von Selbstvorwürfen nicht zu umgehen, ebenso wie das Bedürfnis nach Beratung und Beistand (Maasen 2011: 11).

Unter der Bedingung moderner westlicher Gesellschaften mit ihrer wachsenden Mobilität, strukturellen Arbeitslosigkeit, der Erosion des traditionellen Familienmodells und dem Rückgang familiärer und freundschaftlicher Beziehungen entstehen die Identitätsmärkte. In der heutigen Gesellschaft mangelt es an Sinn, Autorität, Gemeinschaft, Entlastung, biografischer Ganzheit, Transparenz, Stabilität und Achtung. Therapeuten bieten ihren Konsumenten genau das, woran es ihnen fehlt, ganz individuell und bedürfnisspezifisch auf den Ratsuchenden zugeschnitten (Willems 1994: 181). Jeder Konsument kann sich am Angebot bedienen und das für sich passende Verfahren, die passende Praktik auswählen und es wird immer mehr Rat eingeholt. Die Digitalisierung der Ratgeber steigert die Ratgeberanzahl und Konsumentenanzahl um ein Vielfaches, von den späten 80ern bis 1998 hat sich die Menge der Berater verdoppelt. Man findet Ratschläge in Massenmedien (Finanz,- Sexual,- Lebens,- Paarberatung etc.), Ratgebermagazinen, bei speziellen Coaches, Lehrern, Freunden und sogar in Glückskeksen (Maasen 2011: 7, 8).

Bereits in den 1970ern zeichnet sich der Psychoboom ab, die Allgegenwärtigkeit therapeutisch- beratender Angebote ist offenkundig. Während es am Ende der 60er noch hieß, dass der Mensch krank sei, weil die Gesellschaft krank sei und diese deshalb geändert werden müsse, wird diese Aussage in den 1970er Jahren umgekehrt: „Die Gesellschaft ist krank, weil du krank bist, also musst du dich ändern". Diese Veränderung geschieht nicht ohne Hilfe und braucht den professionellen Rat derer, die wissen, wie ein Individuum zu sein hat, um die Gesellschaft nicht krank zu machen (Maasen 2011: 11). Beratung und Therapie werden als Lösung des Problems angesehen, als Wegweiser für den richtigen Weg, die richtige Entscheidung und das richtige Verhalten. Doch tatsächlich bleiben die wählbaren Alternativen bestehen, werden durch die Beratung sogar erweitert. Ungeachtet dieser Tatsache erwecken sie die Hoffnung, eine krisenhafte Lage bezwingen zu können, eine Handlungsorientierung zu geben und eine Lösung hervorzubringen. Als Resultat gestiegener Alternativen verkennen Beratungen diese und verweisen auf einen Weg, um den Konsumenten gesellschaftstauglich zu machen und sein Bedürfnis nach Lenkung, Führung und Orientierung zu befriedigen (Maasen 2011: 22).

2.4 Ökonomisierung des Gesundheitssystems

Die enorme Ausweitung des „Patientenmaterials" in den letzten 20 Jahren wurde weiterhin stark durch die Ökonomisierung des Gesundheitssystems 1980 vorangetrieben. Durch den wachsenden Wettbewerb zerfällt das Gesundheitswesen immer mehr in hochspezialisierte Sektoren, die sich ihre eigene Position sichern und ausbauen wollen. Kassen versichern mit Vorlieb Gesunde, Krankenhäuser führen immer häufiger komplizierte Untersuchungen durch. 2004 erhöhen sich die Patientenzuzahlungen und die Kosten steigen immer weiter.

Das ökonomisierte Gesundheitswesen lebt von den Kranken, es braucht die Kranken immer mehr, um sich finanzieren zu können. Während 1986 noch 2.588 Nervenärzte ihre Arbeit bei den Krankenkassen abgerechnet haben, so sind es 2002 bereits 4.811 Nervenärzte, 5.597 Psychiater und 14.193 psychologische Psychotherapeuten. Bevorzugt werden Patienten, die über das meiste Geld verfügen und sich Unterstützung am besten beschaffen können (Jurk 2008: 96,97).

2.5 Zusammenfassung

Der Boom der Therapien und Beratungen, Depressiven und psychisch erschöpften Menschen kann kurz gefasst als Folge struktureller Veränderungen betrachtet werden. Aktuelle menschliche Erfahrungen spiegeln sich in der Depression wieder, die sich in einer Gesellschaft verbreitet, „deren Verhaltensnorm nicht mehr auf Schuld und Disziplin gründet, sondern auf Verantwortung und Initiative" (Ehrenberg 2008: 20). Sie verkörpert das Paradox als Massenmensch sein eigener Souverän sein zu müssen, frei von äußerlich gefordertem Gehorsam und innerlich wirkender Schuld. Erschlagen vom Gewicht der Souveränität ist der Depressive unfähig zu leben (Ehrenberg 2008: 20).

3   Die Optimierung des Selbst

Die Vielfalt an Alternativen und Möglichkeiten erschwert es dem modernen Individuum nicht bloß eine Entscheidung zu treffen und Orientierung zu finden, sondern lässt es jeden Entschluss anzweifeln. Das Gefühl ständig etwas zu versäumen, nicht überall dabei zu sein, zwingt es zum Handeln und lässt es gleichzeitig spüren, dass es unmöglich den Erwartungen gerecht werden kann. Dennoch muss der Mensch versuchen dem heutigen Anpassungs- und Flexibilitätsanspruch beizukommen und möglichst Fähigkeiten auszubauen sowie Schwächen abzubauen, um viele Bereiche abdecken zu können und biegsam zu sein. Wer schlecht reden kann, belegt einen Rhetorikkurs. Wer zu dick ist oder zu faltig, lässt sich das Fett absaugen,

Falten spritzen oder zwingt sich zu Diäten und kauft Antifaltencremes. Jegliche Störungen, die eine erfolgreiche Anpassung und damit die Chance viele Möglichkeiten auszuschöpfen, behindert, wird schnell und effektiv aus dem Weg geräumt. Heutzutage gibt es eine Vielfalt an Optionen, die der moderne Mensch nutzen kann, um sich selbst zu optimieren, wie z. B. Lifestyle Drogen, Therapien, Beratungen, Cremes und andere Produkte (Jurk 2008: 92).

3.1 Lifestyle Drogen

Beratungen, pharmazeutische und therapeutische Betreuungen erwachsen aus der Annahme, die Formung des Selbst hinge ab von den Fertigkeiten des Einzelnen käufliche Selbstverbesserung zu nutzen. Wer nicht mitkommt, sich selbst nicht ausreichend verbessern kann, nicht flexibel und anpassungsfähig genug ist, kann mit Hilfe von Beratungen, Therapien oder Medikamenten Gesellschaftsfähigkeit erwerben (Maasen 2011: 92).

Feste Bindungen sind dabei hinderlich, denn Flexibilität und Anpassung an die ständig wechselnden Anforderungen müssen gewährleistet sein. Freie, ungebundene Individuen, die sich lediglich ihren vorübergehenden Interessen nach zu Netzwerken verbinden, sind das Ergebnis. Die Suche nach langfristiger Befriedigung weicht der Jagd nach unmittelbarem "Spaß", nach Ablenkung, Vergessen der Leere, Langeweile und Angst vor der Zukunft angesichts der unsicheren staatlichen Versorgung, des unsicheren Arbeitsmarktes, der hohen Anforderungen. „Ablenkung", „Aufschiebung", „nicht daran denken", „den Moment nutzen" gehören mehr und mehr zu Standardtätigkeiten des modernen Menschen. In die Zukunft wird nur ungern geblickt, der Fokus liegt auf der Gegenwart, auf dem jetzigen Augenblick. Dieser soll nicht bloß ausgeschöpft, sondern auch ausgekostet werden (Jurk 2008: 93, 94). Die neue Botschaft lautet demnach: Ein depressiver, trauriger, kranker oder schlicht schlechter Zustand ist unnötig und hinderlich dabei, den Moment zu genießen, denn Glück, Zufriedenheit sowie Leistungsfähigkeit sind einfach herzustellen. Dabei kann von Heilung keine Rede mehr sein, vielmehr handelt es sich um eine Optimierung des Selbst. Mit dem Aufkommen der Antidepressiva, ganz besonders der ersten Trendpille Prozac in den USA, steigern sich die Möglichkeiten der Selbstgestaltung ins Unermessliche (Jurk 2008: 94). Nicht bloß Wohlbefinden und Fröhlichkeit können damit erzeugt werden, sondern auch Konzentration, Leistungsstärke, Energie, Ruhe und Entspannung. In der heutigen Gesellschaft nehmen Menschen ständig psychoaktive Substanzen zu sich, um ihre Stimmung künstlich zu verändern (Ehrenberg 2008: 16). Die Psyche wird somit zu einem regulierbaren Apparat, je nach Bedarf kann eine „Lifestyle" Droge eingeworfen werden. Funktioniert es nicht so besonders mit der Sexualität, wird eine Viagrapille genommen. Fühlt man sich zu dick und möchte Gewicht verlieren, schluckt man Antifettmittel. Empfindet man Trauer und Trägheit, so leisten Antidepressiva Abhilfe. Pharmaunternehmen machen mit den Tabletten ein Milliardengeschäft. Menschen aller Altersklassen sind heute bereit viel Geld für ihre Selbstverbesserung auszugeben, selbst wenn die finanziellen Mittel knapp sein sollten. Am lohnenswertesten ist der Verkauf der Antidepressiva, weshalb nach Auslauf des Patents von Eli Lilly auf Prozac immer mehr neue und günstigere Antidepressiva auf den Markt gekommen sind und immer noch kommen (Jurk 2008: 95, 98).

Eine restaurierte, glückliche Persönlichkeit zu modellieren, ist günstig, legal, angesehen und akzeptiert, vor allem aber ist es einfach. Man könnte sagen, dass den Menschen eine bequeme Abhängigkeit und künstlich hergestelltes Wohlbefinden lieber sind, als eine unbequeme Unabhängigkeit und natürlich vorkommendes Leid. Die Unterscheidung alltäglicher Frustrationen und krankhafter Not wird bei der Einnahme von Tabletten kaum noch gemacht. Anstelle von Heilung tritt unnatürliches Wohlsein (Ehrenberg 2008: 16). Die Vorstellung von Krankheit als Zustand, aus dem man lernen kann gesund zu bleiben verliert sich aus den Köpfen vieler. Wozu auch Schmerz und Trauer annehmen, wo sie doch so schnell beendet werden können, wie eine Schwangerschaft (Jurk 2008: 95)?

Bei all der kosmetischen Psychopharmakologie kann man da noch sagen, wer jemand ist oder wer normal ist?

3.2 Therapie und Beratung

Der Anstieg gesellschaftlicher und somit auch individueller Ansprüche lässt mehr und mehr Individuen zu Selbstverbesserungsmedikamenten greifen. Ihre eigenen psychischen Kräfte reichen oftmals nicht aus, um den Anforderungen, den Krisen und Nöten des Lebens beizukommen. Abgesehen von Tabletten gibt es eine weitere Methode der Selbstoptimierung und der Bewältigung von Problemen: Therapie und Beratung.

Therapien können vielfältig zum Einsatz kommen. Sie versuchen dem Individuum in erster Linie zu Autonomie und eigenständiger Selbstgestaltung zu verhelfen, unterstützen bei der Verarbeitung von Innen- und Außenzuständen, kompensieren alltäglichen Unterlassungs- und Handlungsdruck und Selbstwertprobleme und vermitteln zusätzlich zu den gesellschaftlich geforderten Schlüsselkompetenzen (Bescheidenheit, Selbstbeherrschung, Gelassenheit, Anpassungsfähigkeit, Kommunikationsfähigkeit, Flexibilität, austauschbares Wissen, Können und Verhalten, Offenheit) Tugenden wie Ehre, Würde, (Selbst)- Achtung und Moral (Willems 1994: 182- 194).

Ein autonomer, sich selbst kultivierender Mensch ist für die Gesellschaft brauchbarer, da er dem Anspruch sich selbst zu verwirklichen nachgehen und unabhängig handeln kann. Vorausgesetzt jedes Individuum verfügt über eine funktionale „Selbstzwangapparatur", mit der es sich zu einem gesellschaftstauglichen Subjekt disziplinieren kann. Willems versteht unter Disziplin die Organisation und Einordnung unseres vielfältigen Vermögens in ein zusammenhängendes Ganzes, mit Hilfe von Schulungen in allen Bereichen des Lebens zur vollständigen Entfaltung unserer Fähigkeiten (Willems 1994: 182). Problematisch dabei ist, dass sich die Zonen und Optionen der Selbstverwirklichung nicht nur vervielfältigt, sondern gleichzeitig spezifiziert haben und leistungsabhängiger geworden sind. Die Lebensbereiche zersplittern in viele voneinander getrennte Spezialgebiete, in die lediglich Aspekte der gesamten Identität eingebracht werden können. Es vollzieht sich eine Entwicklung vom Privatmenschen zum Privatunternehmer, der seine eigenen Identitätsprojekte und Zwänge besitzt und auf dem Markt mit anderen in Konkurrenz steht. Ausgegrenzten Identitätselementen die Möglichkeit zu geben nach außen hin aufzutreten, ist in diesem Zusammenhang ebenfalls eine Aufgabe der Therapie.

Laut Popitz kann der gesellschaftlich hervorgebrachte Typus sozialer Subjektivität in keiner Gesellschaft zum Tragen kommen, weshalb Individuen keinen Ort der Bestätigung finden können. Die Therapie kann ein solcher Ort sein, sie kann die fehlende Bestätigung, Tolerierung und Achtung ausgleichen und den Umgang mit seiner Identität, das Identitätsmanagement, nahe legen.

Nicht jede Psyche kann der modernen Be- und Überlastung der Subjektivität standhalten. Die Überschwemmung von Reizen, Affektüberlastung, Identitäts- und Handlungszwänge machen einen Ort der Zuflucht erforderlich. Eine vorübergehende Entsubjektivierung und Entlastung von Zwängen kann in der Therapie erreicht werden, sofern der Patient sich als Subjekt einklammern und außer Kraft setzen kann. Ein aus dem Alltagsraum entrückter Rückzugsort, frei von Zwängen, festgelegten Rollen und Handlungen, Etikettierungen und Stigmatisierung wird konstruiert und kehrt die alltägliche Beobachterperspektive des Handelns und Erlebens um: Anstelle des ständigen „Eindrucks" tritt der „Ausdruck" der Innenwelt. Häufig thematisiert werden dabei die Zwänge des Alltags (Willems 1994: 186- 189).

Um die korrekten Kompetenzen richtig auszubauen und auf diese Weise individuelles Heil zu erreichen, besteht die Tendenz sich immer häufiger unter die regulierende Kontrolle von Experten zu stellen. Die Therapie entwickelt sich somit zu einer gesellschaftlichen Kontroll- und Ordnungsmacht. Diese Kontrolle nimmt eine neue, moderne Erscheinungsweise an: psychisches Leiden wird als Abweichung von der gesellschaftlichen Norm(alität) verstanden (Maasen 2011: 14). Mittels einer Therapie kann normalisierender Einfluss auf das Handeln und Denken der Menschen genommen werden. Sie werden hin zu dem idealtypischen Subjektivierungstypus „geformt", während zugleich auf ihre persönlichen Wünsche eingegangen wird. Der wichtigste Anspruch ist das problemlose Funktionieren in der Gesellschaft als selbstständiges, selbstbewusstes, unternehmerisches Individuum. Wiedererlangung und Steigerung von Selbstführungskompetenzen und unserer marketability sind dafür von essentieller Bedeutung.

In allen Lebenslagen kreativ, flexibel, eigenverantwortlich, schön, beziehungsfähig – die geeigneten Prozeduren müssen bekannt sein, um diese Ansprüche verwirklichen zu können (Maasen 2011: 16, 19).

3.3 Das ideale Individuum

> „Die Gesellschaft konstituiert sich als Subjekt, das gemeinwohlkompatibles Handeln der Subjekte einklagt - und das sich gegen jene Individuen schützen und verteidigen muss, deren Verhalten der Gesellschaft Risiken auferlegt (Maasen 2011: 19 zit. nach Lessenich)".

Den modernen Mensch bewegen nicht ausschließlich individuelle Gründe zur Selbstverbesserung, sondern gleichzeitig kollektive Ziele. Zum einen zählt das Optimierungsmotiv dazu. Die Befürchtung aus der Gesellschaft herauszufallen und der Wunsch normal zu sein, sind treibende Kräfte bei der individuellen Maximierung von Lebenschancen mittels Selbstgestaltung. Mit anderen Worten: Eine jedem inne wohnende Denormalisierungsangst trägt zu gesellschaftlicher Integration bei. Zum anderen gilt das Gemeinwohlgebot. Ein jeder ist für sein eigenes Wohl zuständig, für seine Chancen auf dem Beziehungs- und Arbeitsmarkt und für seine Gesellschaftsfähigkeit. Der Gesellschaft sollen Kosten erspart werden, denn sie ist nur in Maßen fähig und bereit für gesellschaftsschwache Individuen aufzukommen.

Die Akzeptanz selbstmodulierender Praktiken erschließt sich aus dem Optimierungsmotiv (Selbstführung) und dem Gemeinwohlgebot (Fremdführung). Für die Sozialität und Gesellschaftsfähigkeit sind solche Aktivitäten immer wichtiger und immer mehr wird darin investiert. Daran gekoppelt ist ein neuartiger Regierungsdenkstil: Heutzutage geschieht Regieren über die Einflussnahme auf die individuelle Selbstführung. Indirekt formulierte Erwartungen setzen an Subjekten und ihren Wünschen, Körpern, Denormalisierungsängsten an, um sie zu regierbaren und zeitgleich sich selbst regierenden Subjekten zu stilisieren (Maasen 2011: 20, 21). Therapien und Beratungen zur Selbstgestaltung treten nach außen hin persönlich, mit Identitäts-, Glücks- und Erfolgsversprechen auf, frei von politischen oder technischen Motivationen und erscheinen deshalb akzeptabel. Dass sie die Produktion eines für die Gesellschaft idealen Menschen vorantreiben, Individuen standardisieren und sie wie defekte Maschinen wieder funktionstüchtig machen, wird unter den vorgehaltenen Werten Authentizität, Selbstbestimmung, Demokratie, Humanismus und Normalität gern übersehen (Maasen 2011: 28, 29).

4   Sind wir wirklich krank?

Regulative Eingriffe zur Kontrolle menschlichen Verhaltens werden häufig als Wohltat für den betroffenen Patienten angepriesen. „Auffälligkeiten" sollen erfasst und behoben werden, damit der Leidende wieder auf die richtige Bahn kommt. Entscheidend für die großen Hoffnungen, die die Menschen in Hirnexperten setzen, ist die starke Öffentlichkeit psychischer Erkrankungen gekoppelt an sichere Heilungsversprechen (Jurk 2008: 165).

Bevor Heil versprochen werden kann, braucht es eine gewisse Anzahl an Kranken und diese wächst stetig an: Während nach dem 2. Weltkrieg im Katalog der amerikanischen Veteran's Administration 26 verschiedene psychische Krankheiten aufgelistet waren, sind es im heutigen DSM schon 4.395 (Blech 2004: 99). Unter diesem Umstand erscheint David Healys Frage, ob es denn wirklich so viele unterschiedliche Krankheiten gäbe, verständlich (Jurk 2008: 116). Fakt ist, dass sich all die registrierten Störungen massiv in ihrem Schweregrad unterscheiden. Bereits milde Beeinträchtigungen bekommen den Status eines psychischen Leidens zugeschrieben und sollen deshalb behoben werden. Pharmakonzerne und Ärzte erfahren eine unheimliche Bereicherung durch die große Ausbreitung psychischer Störungen und treiben diese eigenständig, z. B. durch das Sponsern der Presse zur Verbreitung von Informationen über immer mehr Psycholeiden, voran (Blech 2004: 100). Wenn laut Psychiater Asmus Finzen bereits Wechselfälle des normalen Lebens zu Krankheiten hochstilisiert werden, ist eine massenhafte Verbreitung von Gebrechen nicht weiter verwunderlich. Eigenbrötlerei wird zur antisozialen Persönlichkeit, Trauer zur Depression und Schüchternheit zu einer sozialen Phobie – alles subjektive Leiden oder emotionale Beeinträchtigungen, die für eine bestimmte Zeit oder eine gewisse Lebensphase soziale Funktionen und Leistungen behindern könnten.

Dennoch kann das Wort „vorübergehend" kaum noch Trost spenden. Viel lieber wird das „sofort" gewählt und damit die Medikamente, Therapien und Beratungen (Blech 2004: 101).

4.1 Die kranken Gesunden

Der große Erfolg der Medizin und ihr Vordringen in persönliche und soziale Bereiche des Lebens in den Industriestaaten bringen drei paradoxe Folgen mit sich: Erstens, eine gewaltige Kosten Explosion ohne korrespondierenden Gesundheitserfolg.

1991 betrugen die Ausgaben der Krankenversicherungen noch 97,6 Milliarden Dollar. Im Jahr 2002 steigen diese auf 142,6 Milliarden. 4,1 Millionen Menschen verdienen allein in Deutschland ihr Geld im Gesundheitswesen. Sie leben davon, dass andere sich krank fühlen und die Menschen fühlen sich kranker denn je. Wer denkt, dass Krankheit endlich sei, liegt falsch. Die Nachfrage lässt sich ganz einfach durch die Versorger regulieren, indem diese Krankheitsdefinitionen ausweiten, Störungen mit Hilfe von Medien unter das Volk bringen und so immer mehr Kranke „erfinden". Eine regelrechte Plünderung des Gesundheitswesens geht vonstatten. Der gesunde Wohlstandsbürger lässt sich behandeln und macht damit den wirklich Kranken die Ressourcen streitig (Blech 2004: 213- 215).

Zweitens, immer mehr Ärzte bereuen ihre Berufswahl. Jeder zweite Patient in der Sprechstunde beim Hausarzt klagt über Beschwerden, die sich nicht belegen lassen. Der Frust und die Arbeitslast der Ärzte werden von überbesorgten Gesunden in die Höhe getrieben. Unangenehme Begleiterscheinungen des Lebens werden beim Hausarzt beklagt. Altern, Schmerz, emotionale Probleme – nichts will mehr hingenommen werden, alles muss der moderne Mensch ausmerzen, das ihn in seiner Funktion und Leistung behindert.

Der Allgemeinmediziner Constantin Rössner kann es kaum glauben, als selbst Übergewicht als eine Krankheit (Adipositas) anerkannt werden soll. Neue, unbezahlbare Krankheiten kommen auf den Markt, bei denen es sich oft um soziale Probleme handelt und lassen Ärzte als die Opfer der Medikalisierung dastehen (Blech 2004: 215, 216).

Das dritte und größte Paradox betrifft den Zusammenhang zwischen einem reichen Industrieland und seiner kranken Bevölkerung. Je reicher ein Land ist und je mehr Geld in ein gut ausgebautes Gesundheitssystem fließt, desto kranker fühlen sich die Mitglieder. Wichtig zu betonen ist die Wahl des Wortes fühlen, denn ob die Menschen wirklich kranker sind, ist eine ganz andere Frage. Der Vergleich zweier Bundesstaaten Indiens kann darüber Aufschluss geben. Die Menschen des reichen Staates Kerala, in dem es sehr wenig Analphabeten gibt, die Lebenserwartung mit 74 Jahren recht hoch liegt und in dem sich jeder Einwohner durchschnittlich ein Mal im Jahr in ärztliche Behandlung begibt, schätzen ihre Gesundheit als eher schlecht ein. In dem ärmlichen Staat Bihar wiederum, in dem sich nur jeder fünfte in medizinische Behandlung begibt und die Lebenserwartung bei 60 Jahren liegt, fühlen sich nur sehr wenig Bewohner wirklich krank (Blech 2004: 217).

Es scheint, als würde die Beschäftigung mit seinen Wehwehchen und Beschwerden mit dem Bildungsniveau steigen. Menschen ärmerer Länder sind weniger „aufgeklärt" über behandelbare Zustände und wissen nicht unbedingt, dass sie sich nach den hiesigen Standards eigentlich krank fühlen müssten. Genau das wird aber durch die Medikalisierung vorangetrieben und fördert die kosmetische Medizin. Menschen sind mit ihrer Normalausstattung nicht mehr zufrieden, sie wollen dem Ideal entsprechen, nie mehr schüchtern, vergesslich, müde, gestresst oder ängstlich sein. Absolute Gesundheit wird zum Vorbild, sie steht für das Gute im Leben und jeder strebt danach oder sollte danach streben. Gesund zu sein steht fortan in der Verantwortung des Privatmenschen (Blech 2004: 219, 222). Er allein wird für seine Probleme und Krankheiten verantwortlich gemacht und er selbst muss diese lösen. Die Bereitschaft normabweichendes, als störend empfundenes Verhalten zu akzeptieren, sinkt zeitgleich mit der Zunahme psychiatrischer Diagnosen. Eine benannte Krankheit zu haben gibt dem Individuum die Möglichkeit diese behandeln zu lassen und ebendies wird von ihm erwartet.

Gesundheit als käufliches Gut zu betrachten ist ein Irrglaube, der aus der ständigen Krankheitserfinderei resultiert. Menschliche Prozesse und Schwierigkeiten wie Geburt, Sexualität, Altern, Frust, Müdigkeit, Einsamkeit oder Hässlichkeit werden mehr und mehr medikalisiert. Dabei kann die Medizin diese „Probleme" nicht lösen. Stattdessen trägt sie zu einer Zerstörung der menschlichen Fähigkeit Schmerz, Krankheit und Tod anzuerkennen bei (Blech 2004: 225, 226).

5 Schluss

Psychologisierung, Medikalisierung und Therapeutisierung machen es dem modernen Menschen unmöglich, er selbst zu sein. Sein Selbst ganz individuell zu verwirklichen ist zwar ein Leitmotiv der heutigen Industriegesellschaften, dennoch ist von Individualität meines Erachtens nach nicht viel zu sehen. Die angestrebte Perfektionierung erstreckt sich über jeden Bereich der Gesellschaft: Technik, Wirtschaft, Wissenschaft, Dienstleistungen aller Art etc. und nun auch über ihre Mitglieder. Der Mensch als Erzeuger, Entwickler und Vorantreiber steht ganz zu Beginn, wenn es darum geht eine funktionstüchtige Welt aufzubauen. Um es noch präziser zu benennen: Sein Innerstes bildet den Anfang. Intelligenz, Leistungsfähigkeit, mentale Stärke und Durchsetzungsvermögen sind essenziell für den Aufbau und die Aufrechterhaltung einer konkurrenzfähigen Gesellschaft. Was also tun, wenn persönliche Schwächen- seien es Ängste oder andere Gefühle- Einschränkungen der Leistungsstärke mit sich bringen? Wir haben gesehen, dass selbst geringste Unpässlichkeiten auf vielerlei Weise ausgemerzt werden können und sollen. Fehlerhaft zu sein, ist nicht ertragreich und verliert nach und nach an Existenzberechtigung Das kollektive Streben nach dem Ideal lässt damit Aspekte der Persönlichkeit schwinden und gleicht uns mehr und mehr einander an. Selbstverwirklichung wird viel zu oft gleichgesetzt mit dem Erreichen eines gewissen Standards. Wir verändern unser Ich bewusst und unbewusst, um den Ansprüchen zu genügen und verlieren dabei unser wahres Selbst. Ehrenbergs Frage nach dem Schwinden des Subjekts erscheint unter diesen Umständen nur allzu berechtigt (Ehrenberg 2008: 16). Kurzfristig mag die „Funktionstüchtigkeit" hergestellt, das Selbst verbessert sein, doch langfristig gesehen können psychoaktive Substanzen keine Abhilfe schaffen. Erwähnenswert wären die Nebenwirkungen, die häufig unter den Tisch gekehrt werden, bis sie sich nicht mehr ignorieren lassen, wenn sie sich z.B. in Amokläufen oder Selbstmorden äußern (Jurk 2008: 106).

Unter den Umständen paradoxer und unmöglich zu erfüllender Ansprüche, die dennoch mit oft nicht nebenwirkungsfreien Mitteln angestrebt werden, kann es nicht verwundern, dass Menschen sich immer kranker fühlen oder tatsächlich krank werden.

6 Literaturverzeichnis

- Blech, Jörg (2004): *Die Krankheitserfinder* (8. Auflage). Frankfurt am Main: S. Fischer Verlag GmbH.

- Ehrenberg, Alain (2004): Das erschöpfte Selbst. Depression und Gesellschaft in der Gegenwart. Frankfurt am Main: Campus Verlag GmbH (Orig.: La Fatigue d'être soi. o.O.: Editions Odile Jacob 1998)

- Jurk, Charlotte (2008): *Der niedergeschlagene Mensch.* Münster: Verlag Westfälisches Dampfboot.

- Maasen, Sabine (2011): Das beratene Selbst. In: M. Tändler (Hrsg.), *Das beratene Selbst. Zur Genealogie der Therapeutisierung in den >langen< Siebzigern*, S.7-33. Bielefeld: transcript Verlag.

- Willems, Herbert (1994): *Psychotherapie und Gesellschaft. Voraussetzungen, Strukturen und Funktionen von Individual- und Gruppentherapien.* Opladen: Westdeutscher Verlag GmbH.